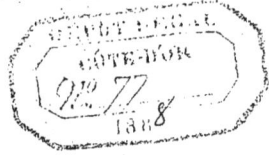

LA TUBERCULOSE

EST-ELLE VRAIMENT PARASITAIRE ?

ÉTUDE ANALYTIQUE

Par le Docteur

Octave SIROT

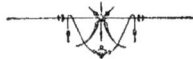

BEAUNE

LIBRAIRIE CRETIN-PELLION

Place Monge, 9

1888

LA TUBERCULOSE

EST-ELLE VRAIMENT PARASITAIRE ?

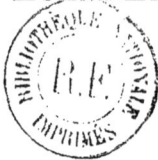

ÉTUDE ANALYTIQUE

Par le Docteur

OCTAVE SIROT

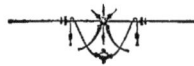

BEAUNE

LIBRAIRIE CRETIN-PELLION

Place Monge, 9

1888

LA TUBERCULOSE

EST-ELLE VRAIMENT PARASITAIRE ?

ÉTUDE ANALYTIQUE

Par le Docteur Octave SIROT

Pourquoi cet écrit ? Parce que tout le monde a le droit et le devoir de chercher la vérité, parce que tout médecin sérieux doit savoir ce qu'il fait et pourquoi il le fait. De tous côtés on nous a dit : la tuberculose est une maladie parasitaire, changez les traitements anciens.

J'ai suivi la voie nouvelle ; mais, en présence des résultats obtenus, je me suis demandé pourquoi j'avais changé (1). Le doute m'est venu. J'avais accepté le microbe parce que des savants l'avaient adopté. Que d'autres ont fait comme moi ! Mais un praticien doit-il accepter sans contrôle, sans avoir vu, pesé, jugé ? Que reste-t-il des doctrines de Broussais !... Le doute, auteur de mes recherches, les a guidées sans parti pris ni opinion préconçue, et c'est à la suite des contradictions scientifiques que j'ai cru rencontrer, que j'ai pensé pouvoir communiquer le résultat de ces recherches. Mais je ne dois pas oublier ces vers de La Fontaine :

---

(1) Début dans la carrière médicale en 1870.

« Ne forçons point notre talent,
« Nous ne ferions rien avec grâce. »

Si donc je me suis permis d'écrire, ce n'est pas pour me poser en professeur ; je me contente du rôle modeste de praticien cherchant à savoir, dans l'intérêt de ses malades, ce que la science découvre d'utile à son art. Toutefois il n'est pas toujours bien facile, au milieu d'un chaos d'idées, de discerner la vérité.

Voilà bientôt six ans (1) que les savants discutent tuberculose et microbe, et le résultat obtenu est que l'on ne sait encore rien de bien positif. Les uns disent : le bacille de Koch, voilà la tuberculose. Les autres répondent : très joli votre microbe, votre petit bâtonnet, nous l'admettons volontiers, nous l'avons vu. *Mais avez-vous prouvé ce que vous avancez* ? Et tandis que les journaux pullulent de discussions sur ce bacille, le pauvre praticien de province et autres lieux, voit ses tuberculeux mourir tous les jours, cherchant, mais en vain, des armes contre cet invincible ennemi qui se rit de tous ces prospectus qui guérissent les phthisiques même à l'agonie !

II

Quel est sur ce sujet l'état actuel de la science ? Est-on en droit de regarder la tuberculose comme une maladie parasitaire ?

Pour bien préciser la nature des questions que je désirerais voir résoudre, questions qui ne demandent que des *preuves évidentes* suivies de *conclusions logiques*, je vais reprendre l'étude de la maladie au point de vue bacillaire, d'après les écrits récents. Mais avant, quelques mots sur ce qu'on appelle la tuberculose :

---

(1) Depuis 1882, époque de la découverte du bacile par Koch.

Le mot de tuberculose indique nettement la diathèse tuberculeuse vraie, essentielle, véritable entité morbide dont la caractéristique est que le poumon (siège invariable) est toujours l'organe particulièrement affecté ; après lui l'intestin, le larynx, puis les méninges ; enfin elle peut se généraliser et on rencontre des tubercules dans les viscères.

Aussi Louis a-t-il formulé cette loi :

« Chez les adultes, on n'observe des tubercules dans aucun viscère qu'il n'y en ait dans les poumons. » (1) Cette loi regarde la tuberculose vraie, essentielle, car, dans la tuberculisation scrofuleuse, on observe du tubercule dans les articulations, les os, dans le testicule, sans en trouver dans le poumon, caractéristique de la lésion scrofuleuse.

Pour compléter la loi de Louis, Trousseau a ajouté : « Pour les enfants, il est extrêmement commun de rencontrer des lésions tuberculeuses de l'encéphale, de l'abdomen, des ganglions bronchiques eux-mêmes, sans en trouver dans le poumon. »

On entend par tuberculose une maladie caractérisée anatomiquement par des follicules de structure cellulo-nucléaire, inaptes à une organisation progressive. Ces follicules sont constitués : au centre, par une cellule géante à protoplasma grenu ; par une zône de cellules dites épithélioïdes, entourant la cellule géante ; par une deuxième zône de petites cellules arrondies dont le noyau, par rapport au protoplasma, est volumineux ; une substance fondamentale réunit tous ces éléments.

---

(1) Louis a employé le mot *viscère*, il s'est renfermé dans le domaine médical. — Il y a eu quelques exceptions ; mais les exceptions infirment-elles les règles générales. — Sur 165 autopsies de malades morts de péritonite tuberculeuse, Pibram (de Prague) n'a pas trouvé un seul cas où la lésion pulmonaire manquât. (Société centrale des Médecins allemands de la Bohême.)

Tel est histologiquement l'élément primitif de la tuberculose.

Rarement dans le poumon ces follicules sont isolés ; on les y trouve agglomérés.

Ces follicules agglomérés, au nombre de 10, 15, 30, constituent la granulation tuberculeuse ou tubercule proprement dit (granulation grise de Bayle). Les tubercules, à leur tour, peuvent s'agglomérer et former de gros tubercules du volume d'une noisette ou d'un petit œuf.

Les productions tuberculeuses ont un caractère commun, la dégénérescence caséeuse du centre à la périphérie ; toutefois, cette dégénérescence caséeuse n'est pas fatale, car il arrive qu'un tubercule se transforme en un tissu fibreux et devient par là inoffensif.

Cruveilher a appelé ces granulations fibreuses granulations de guérison. Elles existent en effet, d'après les dernières recherches, aussi bien dans la tuberculose aiguë que dans la tuberculose chronique.

Les recherches modernes ont assigné aux tubercules des points de développement multiples. Dans la tuberculose aiguë, la granulation paraît choisir de préférence le pourtour des vaisseaux sanguins et lymphatiques, alors que dans la forme chronique ce serait principalement le pourtour de la bronchiole dans le point où elle s'abouche avec les conduits alvéolaires de l'acinus. Les résultats seraient dans le premier cas une endartérite oblitérante avec endobronchite oblitérante consécutive, et dans le second cas une endobronchite oblitérante avec endartérite oblitérante consécutive.

Je viens de parler de tuberculose aiguë et chronique, c'est qu'il en existe deux formes très distinctes, tant au point de vue clinique qu'au point de vue anatomique, et cependant c'est bien la même maladie du consentement unanime de tous les auteurs qui se sont occupés de cette question.

Dans la forme aiguë, ou bien la formation granulo-tuberculeuse est générale, confluente et simultanée, le malade est tué, en quelques semaines, avant que le tubercule ait suivi son évolution, et à l'autopsie, on ne trouve pas d'ulcérations mais des granulations grises ou déjà jaunâtres ; c'est la phthisie galopante des anciens, la granulie, la tuberculose miliaire ou non ulcéreuse des modernes ; ou bien, la formation granulo-tuberculeuse est limitée, les poussées, dans le cas de généralisation, sont successives, et quoique la maladie marche avec rapidité, le tubercule a le temps d'évoluer et, à l'autopsie, on trouve des ulcérations ; c'est la phthisie aiguë, *phthisis florida*, des anciens, la tuberculose aiguë des modernes.

Dans la forme chronique, le tubercule évolue lentement, progressivement, pas à pas, et l'on peut dire ici que le malade meurt moins par la rapidité et la confluence que tué par les conséquences de la dégénérescence du produit tuberculeux.

Je passerai sous silence la description de ses évolutions, de ses formes cliniques, tous les médecins les connaissent trop bien par la fréquence des malades confiés à leurs soins.

Je retiendrai seulement de l'enseignement classique les faits suivants : la tuberculose frappe tous les âges ; celle propre à l'enfance est la granulie (il y a des exceptions) ; elle est héréditaire, innée, acquise ; elle est assez rare dans les pays dont l'altitude est élevée. Elle est inoculable et contagieuse, mais il faut pour cela qu'elle soit arrivée à la période de la dégénérescence caséeuse ; qu'il y ait fonte tuberculeuse, cavernule dans un point plus ou moins limité du poumon et qu'il y ait communi-

cation du contenu de la cavernule avec les bronches.
Personne n'a pu jusqu'à ce jour prouver l'inoculabilité
et la contagiosité de la granulie, d'où la conclusion :
la tuberculose n'est inoculable et contagieuse que
dans la forme chronique, à sa période ulcéreuse seulement, c'est-à-dire lorsque le tuberculeux est devenu un phthisique, que le tubercule ramolli s'élimine par
l'expectoration, par le crachat.

III

D'où provient la tuberculose ? A cette question de pathogénie, il devient difficile de s'entendre. Les uns se
basant sur la clinique et l'observation ont dit : la tuberculose est le résultat d'une débilité constitutionnelle
spéciale et d'une insuffisance de la nutrition générale ;
d'autres, sur l'anatomie, ont regardé la cellule géante
comme l'élément spécifique ; mais Baumgarten montra
cette cellule dans les lésions cancéreuses et syphilitiques, les histologistes ne purent s'entendre, et cette
cellule fut rejetée.

Enfin Koch arrive, présente un bâtonnet coloré appelé bacille : voilà l'ennemi ! et la tuberculose devient
d'emblée parasitaire.

La question pathogénique se résume donc dans ces
données, l'une ancienne : la tuberculose est une maladie intrinsèque ; l'autre nouvelle, c'est une maladie ex-
trinsèque, parasitaire.

N'y aurait-il pas une autre solution, et ne pourrait-on
pas dire : le bacille de Koch n'est qu'une conséquence,
un agent vecteur né *à posteriori* ?

Tous les médecins admirent l'origine intrinsèque jusqu'au jour où le microbisme envahit tout.

Inutile de répéter tout ce qui milite en faveur de cette

doctrine ancienne. Pour la détrôner par le microbe, il faut prouver que le bacille, soit-disant pathogène, est en rapport avec la maladie, avec sa genèse, son évolution, ses formes, sa marche, etc. ; il faut prouver que ce bacille a une identité nettement déterminée et reconnue, qu'il est spécifique, qu'il est commencement et fin, qu'il est doué de propriétés personnelles nettement caractéristiques ; qu'il est en rapport avec l'hérédité, l'innéité, l'acquisivité, la contagion, l'inoculation, la tuberculose ulcéreuse et non ulcéreuse.

Si l'on examine toutes ces questions d'après ce qu'en ont écrit les divers auteurs, toutes conduisent à une négation sinon absolue, du moins à un doute qui la vaut.

IV

Le bacille a-t-il une identité nettement déterminée et reconnue ?

Le bacille homicide décrit par Koch se présente sous la forme d'un bâtonnet rectiligne représentant cependant quelquefois la forme en г ou en ς, long de 3 à 4 µ., large de 0,3 à 0,5 µ., facilement coloré par les préparations à base de fuchsine et d'aniline.

Le Dr Emile Amrusch (1) dans d'intéressantes recherches faites au laboratoire du professeur Stricker (de Vienne) sur les crachats des phthisiques, remarqua qu'il y avait, outre les formes bacillaires, d'autres variétés de micro-organismes qui se comportaient vis-à-vis des matières colorantes comme les bacilles de la tuberculose. Cet observateur rencontra souvent des bâtonnets d'un diamètre transversal plus grand que le bacille de Koch et coloré *in toto* d'une façon uniforme.

---

(1) Juillet 1886.

Poursuivant ses recherches, il y découvrit tous les éléments constitutifs de la zooglœa des auteurs et en arriva à conclure qu'il n'y avait pour lui aucun doute que les bacilles de la tuberculose ne se rencontrassent sous la forme de zooglœa.

La zooglœa, d'après le professeur Stricker (de Vienne), comme la zooglœa de Cohn, serait classée parmi les schizomicètes.

MM. Malassez et Vidal ont aussi découvert et admis une zooglée ; mais elle est totalement différente de celle d'Amrusch ; elle est réfractaire aux matières colorantes alors que celle-ci se comporte comme le bacille. De plus, la zooglœa d'Amrusch produit incessamment des bacilles tandis que l'autre attend la sixième génération ; aussi MM. Malassez et Vidal appellent-ils cette tuberculose, zoogléique.

D'où les conclusions suivantes : le bacille tuberculeux provient de deux espèces de zooglée, c'est-à-dire *de deux origines distinctes*.

MM. Duguet et J. Héricourt ont démontré qu'il provenait du microsporon furfur.

Voici quelques passages de la note communiquée le 20 avril 1887 à l'Académie de médecine : « Si on traite par des solutions de potasse de 10 à 40 % les coupes d'organes tuberculeux, après quelques minutes d'action de cette lessive, les tissus malades apparaissent infiltrés de spores et de rameaux mycéliens très semblables au parasite mycosique du pityriasis versicolor, le microsporon furfur.

« La présence de ces éléments, qui sont d'ailleurs presque invisibles quand on traite les coupes pour la recherche des bactéries, *est bien plus constante* que celle des bacilles. On les trouve dans tous les tubercules et aussi dans leur voisinage, là où les organes paraissent encore sains à l'œil nu.

« Ils foisonnent dans l'expectoration des phthisiques mélangés aux bacilles : mais dans les crachats où on ne rencontre pas encore des bacilles, on peut déjà trouver des spores et des rameaux mycéliens caractéristiques.

« Des cultures de microsporon furfur injectées à des cobayes et à des lapins, ainsi que des insufflations trachéales de crasses pityriasiques ont rendu ces animaux tuberculeux, *sans exception*.

« Les cultures de microsporon furfur, celles des tubercules expérimentaux d'origine microsporique ou pityriasique et celles des tubercules humains, ont absolument les mêmes caractères. »

MM. Duguet et J. Héricourt, après avoir cultivé le microsporon furfur et suivi son évolution bacillaire dans des bouillons de bœuf neutres ou légèrement alcalinisés, non salés, ainsi que dans le lait, ajoutent : «Le bacille tuberculeux paraît donc n'être qu'une forme correspondant à l'une des diverses phases de l'évolution du microsporon furfur et dont le développement contingent est lié à certaines conditions chimiques et thermiques des milieux. »

La conclusion logique qui découle de ce travail est que le *bacille* de la tuberculose *provient du microsporon furfur*, champignon de la famille des arthrosporés; or ce microsporon furfur est le champignon du pityriasis versicolor, donc la tuberculose vraie et le pityriasis versicolor sont la même maladie, puisque ces deux affections sont engendrées par le même parasite, le microsporon, d'où dérive le bacille, et que deux quantités égales à une troisième sont égales entre elles.

Si donc, pour répondre à la question posée, *le bacille a-t-il une identité nettement déterminée et reconnue*, nous

suivons les histologistes, cette réponse n'est pas en faveur du bacille, puisqu'ils nous montrent que ce bâtonnet dérive tout à la fois :

1° de la zooglœa d'Amrusch (schizomicète),

2° de la zooglée de Malassez et Vidal (pas classée),

3° du microsporon furfur (champignon arthrosporé),

4° et que la tuberculose vraie et le pityriasis versicolor sont une même maladie.

V.

Le bacille est-il spécifique ?

Spina (de Vienne), parmi les conclusions de son re-
marquable travail, déclare que ce bacille ne se rencontre pas toujours dans les poumons tuberculeux, que les
lésions tuberculeuses qui ne sont pas en contact avec
l'air ne contiennent pas de bacilles.

Koch a répondu en disant que Spina n'a rien fait de
convenable et de probant, qu'il n'a fait que compromet-
tre son nom et la bonne renommée de l'institut Stricker
où il a fait ses expériences.

Qui a raison ? Que peut-on en déduire ?

MM. Malassez et Vidal ont trouvé une tuberculose qui
reste zoogléique jusqu'à la 6ᵉ génération, où apparaît le
bacille. Comme conclusion de leurs expériences, ils ont
dit : « Quoi qu'il advienne, il n'en reste pas moins ac-
quis ce fait nouveau de l'existence d'une tuberculose sans
bacille, mais à masses zoogléiques, tuberculose capable
de se cultiver et de se reproduire sous cette forme, pendant plusieurs générations successives. » Le bacille n'a
donc pas été nécessaire pendant 5 générations pour produire la tuberculose. Ce fait détruisait la spécifité bacillaire ; il n'a pas échappé à la sagacité de ces deux ob-
servateurs qui alors trouvèrent l'hypothèse palliative

suivante : la zooglée et le bacille ne seraient-ils pas des
états de développements divers du micro-organisme ?
Hypothèse que détruisent les données d'Amrusch, de
Duguet et de J. Héricourt. (1)

En 1883, MM. Cornil et Babès ont trouvé, dans une
masse tuberculeuse de la pie-mère, le bacille de Koch.
Plus tard, dans un cas de méningite tuberculeuse, il
leur a été impossible d'en rencontrer. Ils ne disposaient
que d'une petite quantité de substance, a-t-on dit pour
expliquer ce résultat négatif ; est-ce là une raison sérieuse ? Quelle quantité donc de crachat faut-il pour
trouver le bacille ?

MM. Duguet et J. Héricourt (2) ont examiné les organes de 3 individus morts de tuberculose à marche rapide. Les examens ont été longtemps répétés et ils n'ont
pas pu y découvrir ni *bacille*, ni *zooglée*.

M. Grancher dit aussi que dans la tuberculose aiguë
(granulie) on rencontre rarement le bacille.

Peut-on admettre la spécifité d'un bacille, quand une
maladie peut exister sans lui ? Les trois cas cités plus
haut ne peuvent pas même être rangés parmi la forme
zoogléique de MM. Malassez et Vidal.

On a trouvé son sosie dans le bacille de la lèpre,(et ce
fait est reconnu par Koch lui-même), dans les lésions
syphilitiques (Lustgarten, de Vienne), dans le chancre
mou, le smegna préputial, l'herpès génital (Alvarez et
Tavel).

Sont-ce là des signes de spécificité ?

D'après les observations recueillies à Vienne, à la clinique du professeur Kaposi, dans une affection dite tuberculose verruqueuse de la peau, MM. Riehl et Paltauf

---

(1) Identité du bacille, page 9 et suiv.
(2) Note à l'Académie de Médecine du 20 avril 1887.

ont trouvé au microscope tous les caractères de l'infil-
tration tuberculeuse caractérisée par la présence des
cellules géantes et du bacille de la tuberculose dans
l'intérieur de ces cellules et ailleurs (1). Pour admettre
la spécifité du microbe, il faut alors regarder la tuberculose vraie et cette tuberculose verruqueuse de la
peau comme une même maladie.

M. Barth a présenté à la société de médecine, le 25
novembre 1887, un malade phthisique au 2e degré avec
le diagnostic tuberculose parenchymateuse de la langue. M. Berger a confirmé ce diagnostic. A ce sujet M.
Barth s'exprimait ainsi : « J'ai fait pratiquer la recherche des bacilles dans les crachats et dans les produits
de râclage de la langue ; ceux-ci ne contiennent aucun
bacille mais les crachats en renferment un assez grand
nombre. » Peut-on raisonnablement dire d'un microbe
qu'il est spécifique, quand chez un tuberculeux au 2e
degré on trouve des bacilles dans une lésion et pas dans
un autre ? car de deux choses l'une, ou ces messieurs
se sont trompés ou ils ont eu raison. S'ils ont eu raison,
le bacille donne une preuve de sa non spécificité ; si sa
spécificité existe, ces éminents praticiens ont fait une
erreur de diagnostic, ce dont il m'est permis de douter.

Le 1er novembre 1887, M. Eve, à la société de patho-
logie de Londres, a communiqué le résultat de ses recherches qui se résument ainsi :

« On peut produire avec du virus scrofuleux la tuberculose chez le cobaye et chez le lapin (chez ce der-
nier avec le virus qui a passé par un cobaye); on ne
trouve aucune différence anatomique essentielle entre
les lésions tuberculeuses et celles qui résultent de l'i-
noculation de la matière virulente provenant des glandes

---

(1) Vierteljahrsch. für Dermat. und syph. 1886, XIII, 19.

scrofuleuses. Ces dernières contiennent des bacilles tuberculeux en petit nombre seulement, mais ils se trouvent en abondance chez les animaux inoculés. La tuberculose et la scrofulose sont dues à une même cause, le microbe, et la bénignité relative de l'adénite scrofuleuse doit s'expliquer par la résistance plus grande que l'organisme oppose à ce microbe. »

La conclusion à tirer de cette communication est la non spécificité du bacille de Koch, car, si M. Eve admet l'unicité, cette opinion n'est pas acceptée, la clinique et l'observation la résolvant par la négative. L'idée ancienne avait créé la scrofulose, mais peut-être étendit-elle un peu trop le domaine de cette maladie au détriment de la tuberculose. Une réaction se fit en faveur de cette dernière. L'Ecole nouvelle, après d'importantes discussions, continua d'admettre la dualité (1), mais se contentant de restreindre le cadre de la scrofulose au profit de la tuberculose (2).

L'opinion d'Eve entraînerait également la réciprocité des inoculations et on n'a pas encore montré un seul cas de tuberculose ayant donné la scrofulose par inoculation.

La science actuelle conserve donc l'idée de dualité, et si le bacille existe dans les deux maladies, il perd par cela même son caractère de spécificité.

Si on admet la spécificité du bacille, il faut admettre la spécificité de la maladie. Jusqu'ici on n'a jamais démontré qu'une maladie spécifique ait pu se produire spontanément en dehors de tout apport de contages extérieurs et devenir épidémique. Quel praticien niera que la tuberculose peut se développer en dehors de tout

---

(1) Voir Société des Hôpitaux, année 1882.
(2) Kaposi ne s'est-il pas prononcé avec autorité contre l'opinion qui identifie le lupus avec la tuberculose se basant sur la clinique ?

contage : quelle épidémie de tuberculose a-t-on déjà rencontrée ? Voilà deux faits en opposition formelle avec la spécificité bacillaire.

Il résulte donc de tout ce qui précède que non seulement le bacille n'a pas de spécificité établie, mais qu'elle n'existe pas.

VI

Le bacille est-il commencement et fin ?

Fin, on peut l'admettre puisqu'on le rencontre dans la fonte caséeuse ; mais *commencement*, non ; il n'a pas été trouvé dans la granulation, dans le follicule tuberculeux, dans le spermatozoïde, dans l'ovule, or, s'il n'existe pas au début, comment peut-il être générateur? et s'il existe, sous quelle forme ?

Pour prouver qu'il est commencement, on en arrive aux hypothèses les plus recherchées ; ainsi, par exemple, dans la méningite tuberculeuse, Heller prétend que les bacilles suivent les voies lymphatiques de la muqueuse nasale pour pénétrer jusque dans le cerveau. Il est vrai que Axel, Key et Retzius ont démontré que les espaces lymphatiques de la muqueuse nasale communiquent largement avec les méninges ; mais est-ce une raison pour admettre l'hypothèse que la fréquence de la tuberculose cérébrale chez les tout jeunes enfants s'expliquerait facilement, les enfants respirant surtout par le nez par suite du développement incomplet du maxillaire inférieur et de l'étroitesse de la cavité buccale ?

Cette hypothèse n'est pas sérieuse, les objections seraient très nombreuses. Si seulement on compare la surface de la muqueuse nasale à la vaste étendue que donne la muqueuse pulmonaire déployée, on se demande comment il se fait qu'une inoculation spontanée se fasse seulement sur la muqueuse nasale sans se faire sur celle des poumons. L'on n'objectera pas ici que les microbes ont été tamisés par les poils du nez des tout jeunes enfants !

VII

Le bacille est-il doué de propriétés personnelles nettement caractéristiques ?

Koch avance que le bacille tuberculeux possède des réactions caractéristiques avec les couleurs d'aniline. Cette réaction perd sa valeur, puisque Koch lui-même convient que le bacille lépreux (son sosie), possède les mêmes réactions.

Amrusch n'a-t-il pas trouvé que la zooglœa les subit aussi ?

Les bactéries de la putréfaction n'ont-elles pas été colorées par ce réactif ?

Lustgarten n'a-t-il pas trouvé un bacille identique dans les lésions syphilitiques, etc.

A-t-on observé le développement du bacille par spores, afin de pouvoir établir sa nature organisée ?

Koch ne lui attribue aucun mouvement : comment pénètre-t-il dans les cellules, pour produire la karyokinèse de Cornil ?

Mais Cornil leur attribue un mouvement quand il dit : « Des amas de bacilles entrent dans les cellules fixes des tissus et déterminent dans celles-ci une irritation nutritive et formatrice qui aboutit à la formation et à la multiplication des cellules (phénomènes de karyokinèse).

Pourquoi donc mettre d'emblée ce microbe au rang de cause pathogène, quand tant d'objections et de con-

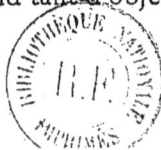

tradictions se soulèvent à son sujet sans solution réelle?
Que d'incertain, que d'inconnu, que d'hypothèses, que
de contradictions ; à chaque pas il faut nier la clinique
et l'observation! Car enfin si nous résumons tout ce
que nous venons de dire, et ce d'après l'état actuel de
nos connaissances, nous voyons que l'identité du bacille n'est pas nettement déterminée et reconnue, que sa
spécificité n'existe pas, que s'il est fin il n'est pas prouvé
qu'il soit commencement, et qu'il n'a pas de propriétés
caractéristiques.

VIII

Le Bacille est-il en rapport avec l'hérédité ?

De même que la clinique et l'observation ont prouvé
l'hérédité du rhumatisme surtout chronique, de la goutte,
de la scrofulose, de la glycosurie, de même elles ont
prouvé l'hérédité de la tuberculose.

Cette hérédité a été reconnue comme une cause domi-
nante heureusement non fatale.

Il est vrai qu'elle a été mise en doute par quelques
auteurs allemands ; mais ils n'ont pu l'infirmer. Comme
pour toutes les maladies héréditaires, on admettait que
le spermatozoïde transmettait *per se* la nature du principe générateur (le père) ou que le contenu cellulaire
protoplasmatique de l'ovule contenait *in substantiâ*, les
propriétés générales de l'être générateur (la femme).
De même qu'un pépin de pomme reinette reproduira
un arbre donnant une pomme reinette avec son goût,
sa forme, son odeur, sa saveur, de même un spermatozoïde ou un ovule provenant d'un tuberculeux donnait
un individu ayant les attributs, vices et qualités, des
principes générateurs.

Valin, dans son rapport du 28 février 1886, admet l'hérédité dans 50 % des cas.

J.-K. Crook (de New-York) sur 400 tuberculeux a pu établir le rôle de l'hérédité qui dans 30 % des cas était indiscutable. Si on admet le bacille pathogène il faut le retrouver soit dans le spermatozoïde soit dans l'ovule.

Histologiquement, a-t-on vu le bacille dans ces deux principes créateurs ? Aucun histologique n'a répondu à cette question.

Expérimentalement, y a-t-il été rencontré ? Benda, dont les expériences ont porté sur des inoculations de testicules tuberculeux, répond à cette demande par la communication suivante faite le 14 avril 1886 à la Société de médecine berlinoise : « Il faut démontrer l'existence du germe de l'infection au centre du spermatozoaire lui-même qui seul pénètre dans l'ovule. Pour cela il faut admettre que les germes bacillaires entrent dans le spermatozoaire pendant qu'il est encore dans le sperme, ce qui est très invraisemblable, vu l'immobilité du bacille, ou bien que les bacilles sont enfermés dans le spermatozoïde pendant la période de développement, ce qui n'est pas plus admissible, le spermatozoaire n'é-tant autre chose qu'un noyau de cellule transformée ; or ce sont justement les noyaux qui ne sont pas atta-qués par le bacille. »

MM. Landouzy et H. Martin inoculent du sperme de cobayes tuberculeux à 16 cobayes ; 6 inoculations sont positives et ils en tirent la conclusion que la qualité tuberculisante du sperme de cobayes tuberculeux a été ainsi rendue évidente par des inoculations en série, ce qui est une preuve bien plus démonstrative que la re-cherche directe du bacille.

De ces expériences, peut-on conclure à la transmission parasitaire du spermatozoïde ? Non. Nous assistons à un fait d'inoculation qui prouve : que le sperme d'un cobaye tuberculeux inoculé à un autre cobaye produit la tuberculose, qu'à la rigueur ce sperme contient des bacilles ; mais le sperme n'est pas le spermatozoïde : or celui-ci qui seul peut féconder l'ovule en contient-il ? admettons cette hypothèse : mais alors l'ovule inoculé par l'entrée du spermatozoïde bacillé se tuberculisera immédiatement (1) et tuberculisera par ce fait même le produit qu'il concevra ; on devra trouver des tubercules dans ce produit c'est-à-dire dans le fœtus, de même qu'on en trouve dans le cobaye inoculé ; or les fœtus tuberculeux sont-ils fréquents ? Cohnein dit à ce sujet : « Sans doute, on trouve dans la littérature médicale des indications positives relativement à la tuberculose fœtale ; mais les faits rapportés sont *tellement rares* que l'on pourrait les compter sur les doigts d'une seule main ; et encore est-il permis de se demander, à propos de ces cas eux-mêmes, si tous ont été correctement observés et sont par conséquent bien authentiques. Même dans les premières semaines de la vie, les cas de tuberculose sont, en général, de la plus grande rareté. »

Si donc le bacille était réellement pathogène, si la tuberculose était vraiment parasitaire, en vertu de l'hérédité de cette affection, le parasite devrait exister dans les germes fécondants eux-mêmes, soit à l'état de bacille, soit à un état quelconque, *ce qui est encore à démontrer*.

Pourquoi donc d'une démonstration qui n'est pas, tirer une conclusion et regarder le bacille comme élément pathogène ?

---

(1) « L'organisation d'un ovule est si délicate qu'il me semble plus vraisemblable d'admettre que l'ovule aurait péri sous l'influence du bacille. » Virschow, Société de Méd. Berlinoise, 14 avril 1886.

IX

Le bacille est-il en rapport avec le fait de l'innéité, de l'acquisivité ?

« L'innéité (1) qu'il ne faut pas confondre avec l'hérédité, dit le professeur Jaccoud, est observée chez les descendants de parents qui ne sont pas tuberculeux, mais qui sont affaiblis par la scrofule, la syphilis, le diabète cachectique, l'alcoolisme ou simplement par des excès ou de mauvaises conditions hygiéniques. Ils naissent avec la diathèse phymatogène, ni plus ni moins que ceux du groupe précédent ; elle est chez eux innée mais elle n'est point héréditaire, puisque les générateurs n'en étaient pas contaminés. Si l'on commet la faute de méconnaître l'innéité, les tuberculoses de cette classe sont forcément interprétées comme des tuberculoses acquises. Il est digne de remarque que ces conditions mauvaises, dont la présence chez les ascendants explique la diathèse innée des enfants, sont les mêmes qui créent, après la naissance, la diathèse acquise ; toute la différence c'est que dans un cas la déviation nosogénique a besoin de deux générations pour arriver à produire du tubercule, tandis que dans l'autre il suffit pour cela d'une vie individuelle. A ce point de vue, on peut dire en toute vérité que la tuberculose est l'aboutissant commun de toutes les détériorations constitutionnelles de famille et d'individu. »

MM. A. Maret et Combemale (2), dans leurs recherches sur l'intoxication chronique par l'alcool chez les animaux, nous donnent une preuve incontestable de

---

(1) Jaccoud, traité de Path. Int. Tome I, p. 1057 et suiv., 5ᵉ édit.
(2) Note à l'Académie des Sciences communiquée le 5 mars 1888, sur l'influence dégénérative de l'alcool sur la descendance, recherches expérimentales.

l'existence de l'innéité. Voici leur expérience : Un
chien est intoxiqué chroniquement par l'alcool, il s'ac-
couple à une chienne jeune, vigoureuse, sans tare aucune ; celle-ci donne naissance à 12 chiens qui tous
succombent dans l'espace de 67 jours. 2 sont morts-nés,
3 peuvent être considérés comme ayant péri accidentellement. Les 7 autres succombèrent à des accidents
divers : attaques épileptiques, entérite vermineuse,
tuberculose pulmonaire et péritonéale, et l'on trouve à
l'autopsie des lésions qui ne peuvent évidemment être
rattachées qu'à une dégénérescence alcoolique, etc., etc.

« Les causes de la diathèse acquise, dit Jaccoud (1),
sont, en bloc, toutes les circonstances hygiéniques ou
pathologiques capables d'amener à la longue une débilité constitutionnelle définitive. Les plus communes de
ces causes sont l'allaitement insuffisant ou artificiel,
l'application intellectuelle précoce ou forcée, les travaux
excessifs des ateliers dans les grandes villes manufac-
turières, l'insuffisance qualitative ou quantitative de l'a-
limentation, l'habitation dans les localités obsures ou mal
aérées, les excès d'onanisme et de coït, l'abus des alcoo-
liques ; — chez les femmes les grossesses trop répétées
agissent avec non moins de puissance ; — bref, toutes
les fois que la dépense organique l'emporte sur la
recette, la condition génératrise de la tuberculose est
créée, et, si cette anomalie persiste, la modalité vicieuse
de l'organisme devient définitive, la diathèse est acquise :
ses effets se manifestent alors d'autant plus sûrement
et d'autant plus rapidement que l'individu est plus ex-
posé à des irritations broncho-pulmonaires acciden-
telles (froid) ou professionnelles (poussières, etc.). »

Le professeur Peter (2), autre éminent clinicien,

(1) Jaccoud, traité de Path. Int. Tome I, page 1057 et suiv. 5e édit.
(2) Peter. Clin. Méd. Tome II, page 13 et suiv.

reprenant en détail chacune des causes de l'acquisivité,
admet que la tuberculisation peut survenir toutes les
fois qu'il y a déviation de la nutrition ou alimentation
insuffisante, ce qu'il traduit par un seul mot : l'inanitia-
tion.

Quand les professeurs Peter et Jaccoud ont écrit ces
lignes dans des ouvrages devenus classiques, ce ne fut
certes pas sans raisons et sans réflexion ; ce ne fut pas
sans avoir étayé leur science personnelle (et elle est
grande) sur celle d'autres savants. A notre tour, nous
pouvons donc nous appuyer sur eux sans réserve.

Le dilemme suivant se pose donc de lui-même : ou
les causes invoquées pour produire les diathèses innées
et acquises suffisent à déterminer la maladie où elles
ne suffisent pas et alors le bacille en est l'auteur ; or,
ces causes nous sont données et démontrées comme
vraies et réelles, donc le bacille n'y est pour rien. Si le
bacille n'y est pour rien, il n'est pas indispensable, or
s'il n'est pas indispensable, il n'est donc pas pathogène
et, comme conséquence, la maladie n'est pas parasitaire.

Mais j'admets que les professeurs Peter, Jaccoud et
autres savants se sont trompés : ces causes sont vaines,
elles ne peuvent que préparer le terrain ; le bacille seul
est la cause réelle de la maladie, il y a eu contagion,
l'innéité et l'acquisivité n'existent pas. *Voyons si l'idée
de contagion va résoudre le problème.*

X

Le 8 février 1886, M. Leudet présenta une note à
l'Académie des sciences sur les effets, au point de vue
de la tuberculose pulmonaire, de l'admission des phthisiques dans les hôpitaux généraux. Les éléments d'é-
tude qui ont servi à chercher la solution de cette ques-

tion sont les observations écrites de 16094 malades adultes de deux sexes soignés à l'Hôtel-Dieu de Rouen, de
1854 à 1885. M. Leudet conclut de cette étude que la
propagation de la tuberculose pulmonaire par contagion
dans les hôpitaux n'est pas démontrée et qu'elle est au
moins restreinte.

Est-il logique de rejeter l'innéité et l'acquisivité que
tant de preuves cliniques ont prouvées pour les rempla-
cer par la contagion, quand un médecin comme M. Leudet arrive à la mettre en doute après l'examen de
16094 dossiers.

Le 28 février 1886, M. Valin a donné lecture à la société médicale des hôpitaux, au nom de la commission
de phthisiologie, de son rapport sur les résultats de
l'enquête concernant la contagiosité de la tuberculose.
D'après ce rapport, l'hérédité existerait pour la moitié
des cas (50 %), la contagion pour un dixième des cas
(1/10) dans la classe aisée. Donc, d'après ces conclusions,
sur 10 cas de tuberculose, il y en aurait 5 provenant de
l'hérédité, 1 de la contagion ; mais resteraient 4 cas
dont on ignorerait la provenance ? (1)

D'après Frœbelius, sur 91370 nourrissons âgés de 1 à 4
mois, soignés à la crèche de Saint-Pétersbourg, de 1874
à 1883, il y a eu 18569 décès, dont 416 seulement pour
tuberculose, c'est-à-dire 0,4 pour 100 des entrées ou 2
pour 90 des décès. Les cas de tuberculose se trouvaient
à peu près également disséminés dans les différentes
salles de l'établissement. Or il me semble que dans une
crèche où il y a promiscuité des tuberculeux avec les
autres enfants, cette mortalité de 416 sur 91370 entrants

---

(1) Tuberculeux	100	
Par hérédité.		50
Par contagion.		10
Par ????.		40
	100	100

n'est guère en rapport avec une contagiosité qui suffi-
rait avec l'hérédité à produire tous les cas de tuberculose. (1)

J.-K. Crooch, de New-York, a établi le rôle de l'hérédité sur 30 pour 100 des cas. Le nombre de ses observations portent sur 400 tuberculeux. Reste donc 70 pour
100 des cas dont il faut chercher l'origine. Soyons plus
large que Valin et admettons que la contagion nous
donne 3 pour 10 (1 pour 10, Valin) cela ferait 21 cas de
contagion pour 100 malades.

D'où proviennent les 49 cas, pour 100, restants. (2)

Ainsi donc, si l'on se borne à l'hérédité et à la contagion, on arrive, de par ces statistiques, à se demander
quelle autre cause peut bien produire la tuberculose.
Quelle origine donnera-t-on à cette maladie développée chez les individus dont les ancêtres sont indemnes,
qui eux-mêmes n'ont jamais été en contact avec des tuberculeux, et qui cependant le sont devenus. Ces cas
sont fréquents et il n'est pas un clinicien qui ne les ait
rencontrés. En rejetant l'innéité et l'acquisivité, nous
espérions trouver une explication par la contagion ;
celle-ci ne suffit pas ; il ne reste donc plus que la génération spontanée du bacille. D'où pourrait-elle pro-
venir, sinon de l'organisme lui-même ? Mais l'organisme produisant le bacille, c'est le bacille devenu conséquence, et nous voilà forcés de revenir indirectement
aux idées d'innéité et d'acquisivité que nous avons vues

---

(1) Entrants. 91370
Morts. 18569
D'affections diverses. . . 18153 —
De tuberculose . . . . .   416 —

(2) Tuberculeux. . . . . . | 100 |
Par hérédité. . . . . . | | 30 |
Par contagion . . . . . | | 21 |
Par ? ? ? ? . . . . . . | | 49 |
                      | 100 | 100 |

être en opposition avec l'idée de pathogénie bacillaire.

XI

Le bacille est-il en rapport avec la tuberculose non ulcéreuse?

Après ce que nous avons dit sur la spécificité bacillaire et sur l'absence constatée du bacille dans la forme rapide de la tuberculose, (1) nous sommes en droit de nous demander comment peut être pathogène un microbe qui ne se trouve pas dans une maladie qui tue, et s'il est raisonnable d'invoquer pour cause un élément qui fait défaut 99 fois sur 100 ?

Klebs, étudiant les effets produits par l'ingestion du lait de vaches tuberculeuses, a pu déduire de ses nombreuses expériences que ce lait produit la tuberculose chez les différents animaux. Cette tuberculose se manifeste d'abord par du catarrhe gastro-intestinal, puis par l'affection tuberculeuse des ganglions mésentiriques, plus tard par la tuberculose du foie et de la rate et enfin par une *tuberculose miliaire du poumon ?* — A-t-on trouvé le microbe dans le lait, cause de cette tuberculose miliaire ? l'a-t-on trouvé dans les lésions miliaires elles-mêmes ?

Comment expliquera-t-on les rapports qui existent entre le microbe et le traitement prophylactique ou *curatif* par les altitudes — prophylaxie par l'acclimatement rigoureux (Jaccoud), — altitudes élevées, etc. ?

Restent les questions de l'inoculation et de la tuberculose ulcéreuse. La première nous entraînerait trop loin et en dehors des limites que je me suis tracées ; le

---

(1) Page 12 et suiv.

point essentiel est que le bacille n'est pas nécessaire, la tuberculose *zoogléique* de MM. Malassez et Vidal en fait foi. La deuxième est intimement liée à l'idée que nous nous sommes faite sur le bacille, idée que nous exposerons à la fin de ce travail.

XII

CONCLUSIONS

Basé sur les travaux actuels des divers auteurs, ce travail nous donne comme conclusions : que la pathogénie bacillaire de la tuberculose n'est pas démontrée, que l'on cherche prématurément à faire table rase de la doctrine ancienne basée sur la clinique et l'observation. On essaie de remettre à la place une doctrine hypothétique en faveur de laquelle il est difficile de réunir des données évidentes. Avant d'avoir démontré, par des preuves certaines suivies de conclusions logiques, la nature parasitaire de la tuberculose, on rejette impitoyablement les doctrines anciennes, et partout aujourd'hui, dans les journaux de médecine comme à la 4ᵉ page des feuilles publiques, on voit écrits ces mots surprenants : Destruction du bacille tuberculeux ! Plus de phthisiques ! Guérison infaillible ! Prenez ma drogue, elle tue le microbe !

Les thérapeutes eux-mêmes se sont emballés ; on a fait des injections intra-parenchymateuses de bi-chlorure de mercure, de nitrate d'argent, de glycérine phéniquée, de permanganate de potasse, de teinture d'iode, d'iodoforme, de salicylate de soude, pour en arriver à quoi ? à la communication suivante du Dʳ Pierre A. Auber, médecin de l'hôpital de la Princesse, à Madrid, qui avoue avoir essayé non seulement en vain les injections intra-parenchymateuses, mais qui écrit

lui-même ce qui suit : (1) « loin d'obtenir une amélio-
ration désirée, j'ai vu progresser l'affection avec une rapidité effrayante, qui m'a fait abandonner entièrement ce
moyen de traitement. »

On a fait également des inhalations et vaporisations
d'iodure de potassium, iode, iodoforme, acides phéni-
que et fluorhydrique, benzoate de soude, créosote,
acétanilide, etc. A-t-on réussi ?

Que peut donc faire le praticien au milieu de tout ce
chaos ? Il expérimente, il cherche et en arrive à conclure que, pour sauvegarder ses malades, les traitements destinés à lutter contre la déchéance organique
étaient encore les seuls qu'il devait préférer, car enfin,
depuis que l'on emploie tant de drogues antiparasi-
taires, a-t-on fait avancer d'un pas la thérapeutique ? Le
Dr Auber a vu progresser l'affection ! !C'était un résultat positif !

Les découvertes de Koch ont certainement leur valeur, mais je pense que jusqu'à plus ample informé
mieux vaudrait pour le praticien se contenter des idées
anciennes jusqu'au jour où les idées nouvelles, encore
à l'état hypothético-embryonnaire, seront nettement démontrées et établies.

On s'est servi jusqu'à ce jour de lapins et de cobayes
pour les expérimentations ; pourquoi ne pas se servir
de l'homme pour trancher une semblable question ?
Connaît-on les divers tempéraments de ces petits animaux ?

Il me semble qu'il y a des facteurs importants : cons-
titutions, tempéraments, antécédents, diathèses, etc.,
qui pourraient entrer en ligne de compte ? Et puis
peut-on bien déduire, en fait de maladie, de la bête à

---

(1) Semaine Médicale, année 1886, page 38.

l'homme? De prime abord, ma question va paraître une énormité, un crime de lèse-humanité, une immoralité même. Mais pardon, je m'explique. Il y a quelques jours, je lisais la partie la plus intéressante d'une feuille publique (très en vogue et bon marché, 1 sou !), la 3me page, les faits divers : il y avait 4 assassinats ou tentatives pour la même journée. Les sujets ne manqueront donc pas !... Voilà un condamné à mort; qu'y aurait-il d'extraordinaire à lui dire : votre conduite monstrueuse vous a fait retrancher de la société, l'échafaud vous attend, vous pouvez sauver votre tête aux conditions suivantes : on vous inoculera la tuberculose (1), vous serez soumis, dans un hôpital, à l'expérimentation pendant un laps de temps donné. De deux choses l'une : ou la maladie prendra ou elle ne prendra pas. Si vous restez indemne, on vous rendra la liberté (2), si vous êtes contaminé, vous serez soigné avec tout l'intérêt que comporte un sujet d'expérience, et si vous venez à mourir, vous mourrez dans un bon lit, bien doucement, au lieu d'avoir le cou brutalement coupé par M. de Paris.

Grâce accordée par le président de la R. F. ou grâce pour avoir servi de sujet d'expérience à la science dans un but humanitaire, de ces deux grâces quelle est la plus utile et la plus rationnelle ?

La tuberculose tue assez de monde pour qu'on ose un peu contre elle...

XIII

Pour terminer, si j'osais parler d'après mes idées, je dirais : « Ne pourrait-on pas regarder le bacille comme un agent vecteur, conséquence, né *a posteriori ?* »

---

(1) Inoculation et contagion.
(2) Ou une partie de votre liberté.

Afin de ne pas trop ennuyer ceux qui auront eu la bonne volonté de me lire, je serai bref, je ne ferai que des exposés, dont les développements viendront plus tard.

Les découvertes de Panum, en 1856, celles de Gautier et Selmi sur les ptomaïnes et leucomaïnes ont prouvé que, tous, nous étions porteurs de nos propres ennemis et que par nous-mêmes nous pouvions engendrer des matières toxiques.

Brown-Sequard (1) et d'Arsonval n'ont-ils pas déduit de leurs curieuses recherches sur le poison de l'haleine humaine, les conclusions suivantes : dans l'air confiné se trouve un principe volatil, meurtrier, provenant des poumons; l'haleine humaine, comme celle des animaux, contient un poison très violent. Ce poison est un alcaloïde organique et non un microbe ou série de microbes.

Gautier (2) a démontré qu'il existait dans les cadavres des matières toxiques alcaloïdes (ptomaïnes) et que dans les êtres vivants on trouvait des alcaloïdes également toxiques (leucomaïnes), et que, par l'effet des actes vitaux normaux, d'autres substances non cristallisables encore mal déterminées, mais jouissant aussi d'une grande toxicité, apparaissaient dans l'organisme. «Nous sommes convaincu, dit M. Gautier, que quelque actifs que soient ces poisons (ptomaïnes et leucomaïnes) il existe à côté d'eux des substances azotées non alcaloïdiques qui les accompagnent toujours et sont doués d'une activité bien autrement grande. »

Si les matières toxiques animales résultent de l'évolution des actes normaux de la vie, il est bien évident que les microbes n'ont plus besoin d'être invoqués pour expliquer les genèses des maladies (Peter).

---

(1) Académie des Sciences, janvier 1888.
(2) Acad. de Méd., séances des 12, 19 janvier; 2, 9 février 1886, Gautier et Peter.

La vie est un phénomène contingent purement rela-
tif, nous ne vivons qu'à la condition de nous renouveler
et par conséquent de nous détruire sans cesse ; on peut
donc dire qu'il y a une portion de cadavre que chacun
de nous traine avec lui (Peter).

« L'organisme (1) ne contient pas de germes, de microbes atténués, latents ou manifestés qui lui seraient
étrangers, sinon accidentellement ; mais les microzymas de ses différentes régions et organes deviennent en
certains cas ce qu'on appelle improprement du nom de
microbe. (2)

Les microzymas d'une partie soustraite à l'organisme
vivant peuvent, par évolution, devenir vibrioniens, soit
dans un milieu approprié artificiel de culture, soit dans
cette partie même.

Les microzymas devenant, par l'évolution fonction-
nelle et par leur composition relative, ce qu'ils sont
dans chaque centre organique, peuvent aussi, sous les
influences les plus diverses, physiques, chimiques ou
morales, les excès ou les privations, l'hérédité, subir
dans leurs fonctions une nouvelle manière d'être qui
fait qu'on est doué de tel tempérament, telle disposition
ou telle susceptibilité, voire telle diathèse.

Les microzymas peuvent aussi devenir morbides,
c'est-à-dire manifester un autre ordre d'activité, d'où
résulte un trouble de la nutrition qui amène un change-
ment local de milieu, la destruction plus ou moins
complète et rapide des cellules et l'évolution bacté-
rienne qui en est la conséquence. Cette morbidité peut
aussi amener une prolifération cellulaire insolite, etc.,
etc. (Béchamp).

---

(1). Acad. de Méd., séances d'avril 1886. — Béchamp. — Le travail de M. Béchamp
n'a pas été réfuté.
(2) Voir Grasset, Semaine Médicale, juin 1883.

Appliquons ces idées à la tuberculose et nous en arrivons à ne plus voir dans le bacille qu'un terme ultime, une transformation morbide, dégénérée.

Le bacille de la tuberculose ne serait donc plus qu'une conséquence de l'évolution de la maladie, un agent vecteur emportant avec lui une virulence développée *a posteriori* ?

Beaune, le 20 mars 1888.

BEAUNE. — IMP. ARTHUR BATAULT

NOTES DU MÊME AUTEUR

De quelques accidents déterminés par les Ascarides Lombricoïdes. — Campagne dans les mers de Chine et du Japon. — Brochure de 40 pages in-8°. — 1882.

Une idée sur le mal de mer. — Brochure de 10 pages in-8°. — 1883.

Note sur un cas d'Urticaria hémorrhagica essentielle chez un enfant de 32 mois. — Rev. des mal. de l'enf. — Mai 1885.

Contribution à l'étude étiologique de la fièvre typhoïde. — Courrier méd. — Mai 1885.

De la jonction et du drainage dans la mastite. — Courrier méd. — Novembre 1886.

Traumatisme et accouchement. — Courrier méd. — Décembre 1887.

www.ingramcontent.com/pod-product-compliance
Lightning Source LLC
Chambersburg PA
CBHW060507210326
41520CB00015B/4126